El Poder de la Respiración:
Estrategias para el Bienestar Integral
Editado Fernan Vargas
Derechos de autor© 2024

Primera edición
Alchemy Arts Press
Chicago, Illinois USA

Tabla de Contenido

Chapter 1:

Introducción a la Respiración y su Poder

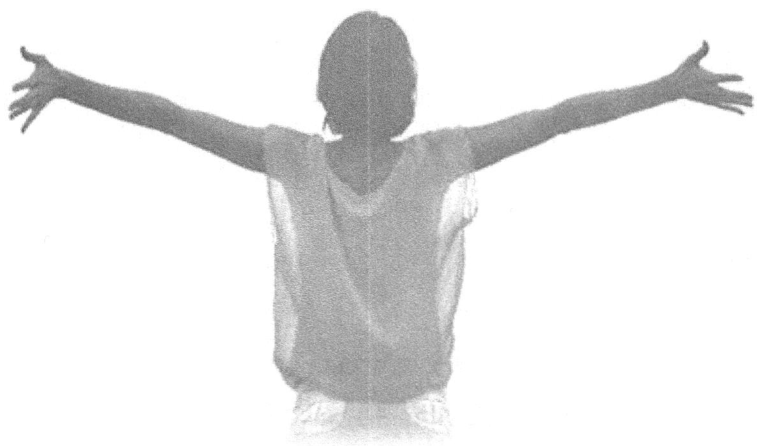

La importancia de la respiración en la salud

La respiración es un proceso vital que no solo sostiene la vida, sino que también juega un papel crucial en el bienestar general de las personas. A menudo, no somos conscientes de la forma en que respiramos y de cómo este acto simple y automático puede influir en nuestra salud física y mental. La calidad de nuestra respiración está directamente relacionada con nuestro estado de ánimo, nivel de energía y capacidad para afrontar el estrés. Por lo tanto, comprender la importancia de la respiración es fundamental para quienes buscan mejorar su calidad de vida.

Las técnicas de respiración profunda y el trabajo consciente con la respiración son herramientas valiosas para la reducción del estrés. Al practicar ejercicios de respiración, como la respiración diafragmática, se activa el sistema nervioso parasimpático, lo que ayuda a disminuir la frecuencia cardíaca y la presión arterial. Esto no solo promueve un estado de calma, sino que también permite una mejor oxigenación del cuerpo, lo que resulta en un aumento de la energía y una mayor claridad mental. Incorporar estas prácticas en la rutina diaria puede transformar nuestra capacidad para manejar situaciones estresantes.

La respiración consciente es un componente esencial de la meditación y el mindfulness. Al dirigir nuestra atención hacia la respiración, podemos cultivar una mayor conexión con el momento presente y reducir la rumiación mental. Esta práctica no solo favorece la relajación, sino que también puede ser un recurso eficaz para mejorar la calidad del sueño. Al realizar ejercicios de respiración antes de dormir, se puede preparar el cuerpo para un descanso reparador al disminuir la actividad del sistema nervioso y facilitar la transición hacia un estado de sueño profundo.

Además, la respiración tiene un impacto significativo en la salud pulmonar y el bienestar emocional. El pranayama, una práctica de respiración en la tradición del yoga, ofrece técnicas que pueden fortalecer los pulmones y mejorar la capacidad respiratoria. Al aprender a controlar nuestra respiración, también adquirimos herramientas para gestionar nuestras emociones. La práctica regular de ejercicios de respiración puede servir como un antídoto contra la ansiedad y la depresión, al proporcionar un método para calmar la mente y equilibrar las emociones.

Por último, la respiración guiada se ha convertido en una estrategia popular para la gestión del dolor y el autocuidado emocional. Al incorporar técnicas de respiración en sesiones de terapia o en momentos de crisis, las personas pueden encontrar alivio y una mayor sensación de control sobre su cuerpo y mente. La respiración no es solo un acto físico, sino una puerta hacia un bienestar integral que abarca todos los aspectos de la vida. Al comprender y aplicar la importancia de la respiración, todos podemos avanzar hacia un estado de salud más equilibrado y armonioso.

Historia y evolución de las técnicas de respiración

La historia de las técnicas de respiración se remonta a miles de años, donde diversas culturas han reconocido la importancia de la respiración para el bienestar físico y mental. En la antigua India, el pranayama, una práctica que implica el control consciente de la respiración, se integró en las tradiciones del yoga. Estas técnicas no solo se utilizaban para mejorar la salud física, sino también para alcanzar un estado de meditación profunda y conexión espiritual. A lo largo del tiempo, la sabiduría de estas prácticas se ha transmitido, adaptándose a diferentes contextos culturales y necesidades individuales.

En la medicina tradicional china, la respiración también juega un papel crucial. Se considera que la respiración adecuada es fundamental para el flujo del "qi" o energía vital. Las prácticas como el qigong incluyen ejercicios de respiración que se centran en el equilibrio y la armonía del cuerpo y la mente. Estas técnicas han evolucionado a lo largo de los siglos, incorporando principios de la filosofía china y adaptándose a los avances en el conocimiento de la salud. La conexión entre la respiración y la salud se reafirma a medida que se exploran sus efectos en el sistema nervioso y en la regulación emocional.

Durante el siglo XX, el interés por las técnicas de respiración creció en Occidente, impulsado por la búsqueda de métodos alternativos para el manejo del estrés y la ansiedad. La aparición de enfoques como el método de respiración de Buteyko y la respiración holotrópica, entre otros, ofreció nuevas herramientas para abordar problemas de salud mental y física. Estas técnicas se enfocan en la respiración consciente y la regulación del ritmo respiratorio, permitiendo a las personas gestionar sus emociones y mejorar su bienestar general.

En la actualidad, la investigación científica ha comenzado a validar muchas de estas prácticas, destacando los beneficios de la respiración consciente para la reducción del estrés y la mejora del sueño. Estudios han demostrado que técnicas como la respiración diafragmática y la respiración guiada pueden tener un impacto positivo en la salud pulmonar y emocional. A medida que las personas buscan formas de integrar estas prácticas en su vida diaria, se está promoviendo una mayor conciencia sobre la respiración como herramienta de autogestión de la salud.

La evolución de las técnicas de respiración continúa, y cada vez más personas están reconociendo su poder transformador. Desde la meditación hasta la gestión del dolor, las prácticas de respiración ofrecen un camino accesible hacia el bienestar integral. En un mundo donde el estrés y la ansiedad son comunes, aprender a respirar correctamente se presenta no solo como una técnica, sino como una forma de regresar a la esencia de nuestra existencia, promoviendo la salud y la conexión con uno mismo.

Chapter 2:

Técnicas de Respiración para la Reducción del Estrés

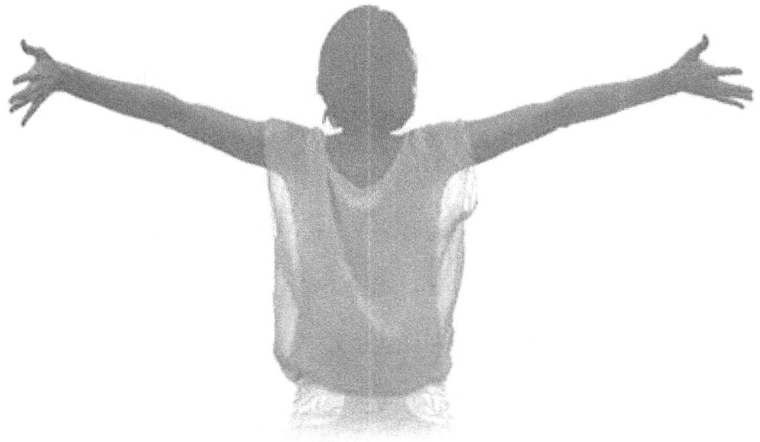

Respiración profunda

La respiración profunda es una práctica fundamental que puede transformar nuestra salud y bienestar integral. Este enfoque consciente de la respiración no solo nos ayuda a obtener un suministro adecuado de oxígeno, sino que también juega un papel crucial en la reducción del estrés, la ansiedad y otras emociones negativas. Al aprender a respirar profundamente, activamos el sistema nervioso parasimpático, que promueve la relajación y calma el cuerpo y la mente. Esto se convierte en una herramienta poderosa en situaciones cotidianas, donde el estrés puede acumularse y afectar nuestro bienestar general.

Una de las técnicas más efectivas para la respiración profunda es la respiración diafragmática. A diferencia de la respiración superficial que se realiza en la parte superior del pecho, la respiración diafragmática implica el uso del diafragma, permitiendo que el abdomen se expanda mientras inhalamos. Esta técnica no solo mejora la salud pulmonar, sino que también aumenta la capacidad pulmonar y promueve una mejor oxigenación del cuerpo. Practicar esta técnica regularmente puede llevar a una mayor sensación de energía y vitalidad, lo que beneficia tanto la salud física como la mental.

La respiración consciente, especialmente durante la meditación, es otra forma de aprovechar el poder de la respiración profunda. Al centrarnos en nuestra respiración, podemos calmar la mente y crear un espacio para la reflexión. Esta práctica no solo ayuda a reducir el estrés, sino que también mejora la concentración y la claridad mental. Incorporar ejercicios de respiración en nuestras rutinas de meditación puede facilitar una conexión más profunda con nuestro ser interior, promoviendo un estado de paz y bienestar emocional.

Los ejercicios de respiración también son una excelente herramienta para mejorar la calidad del sueño. La respiración profunda antes de acostarse puede ayudar a relajar el cuerpo y preparar la mente para un sueño reparador. Técnicas como la respiración 4-7-8, donde se inhala durante cuatro segundos, se retiene la respiración durante siete segundos y se exhala durante ocho segundos, pueden ser particularmente efectivas. Esta práctica no solo facilita el proceso de conciliación del sueño, sino que también puede ayudar a quienes sufren de insomnio o interrupciones del sueño.

Por último, la respiración guiada es una técnica valiosa para la gestión del dolor y el control emocional. Al concentrarnos en la respiración y seguir guías específicas, podemos desviar la atención del dolor físico y fomentar una sensación de calma y control. Esta práctica es especialmente útil para aquellos que enfrentan ansiedad o depresión, ya que la respiración profunda puede ayudar a regular las emociones y crear un estado de bienestar. Al integrar la respiración profunda en nuestra vida diaria, podemos cultivar una mayor resiliencia frente a los desafíos emocionales y físicos que enfrentamos.

Respiración alterna de fosas nasales

La respiración alterna de fosas nasales, conocida en sánscrito como Nadi Shodhana, es una técnica ancestral que se utiliza en diversas prácticas de bienestar, incluyendo el yoga y la meditación. Esta práctica consiste en alternar la respiración entre ambas fosas nasales, lo que ayuda a equilibrar la energía en el cuerpo y a calmar la mente. Al activar los canales energéticos que se encuentran en el sistema nervioso, esta técnica no solo mejora la oxigenación, sino que también favorece un estado de relajación profunda.

Para realizar la respiración alterna de fosas nasales, es importante encontrar un lugar tranquilo y cómodo. Siéntate en una posición erguida y cierra los ojos. Con la mano derecha, utiliza el pulgar para cerrar la fosa nasal derecha y respira profundamente por la izquierda. Después de inhalar, cierra la fosa nasal izquierda con el cuarto y meñique, y exhala por la derecha. Este ciclo se repite, creando un flujo rítmico que promueve la concentración y la calma. La práctica regular de esta técnica no solo reduce el estrés, sino que también mejora la claridad mental.

Desde la perspectiva de la salud integral, la respiración alterna de fosas nasales es una herramienta poderosa para gestionar emociones. La práctica consciente de esta técnica permite a las personas tomar control de su respuesta emocional frente a situaciones estresantes. Al equilibrar las energías de las fosas nasales, se puede lograr una mayor estabilidad emocional y una reducción en los niveles de ansiedad y depresión. Asimismo, este ejercicio respiratorio puede ser especialmente beneficioso antes de dormir, ayudando a generar un estado de paz que favorece un sueño reparador.

La respiración alterna también se integra en la práctica del pranayama, que es el control de la respiración en la tradición del yoga. A través de esta técnica, se puede aprender a regular el flujo de prana, o energía vital, en el cuerpo. Al equilibrar las fosas nasales, se fomenta una mejor circulación de esta energía, lo que contribuye a la salud pulmonar y al bienestar general. La combinación de respiración consciente y movimiento puede amplificar los beneficios de estas prácticas, llevando al practicante a un estado de armonía física y mental.

En conclusión, la respiración alterna de fosas nasales es una técnica accesible y efectiva que puede ser incorporada por cualquier persona en su rutina diaria. Ya sea para reducir el estrés, mejorar la calidad del sueño o fomentar la salud emocional, esta práctica ofrece una variedad de beneficios que pueden impactar positivamente en la vida de quienes la integran. Con un poco de dedicación y práctica, se puede experimentar el poder transformador de la respiración consciente en el camino hacia el bienestar integral.

Técnicas de respiración rápida y lenta

La respiración es una herramienta poderosa que influye en nuestra salud física y mental. En este subcapítulo, exploraremos las técnicas de respiración rápida y lenta, las cuales han demostrado ser efectivas en la reducción del estrés, el control emocional y la promoción del bienestar integral. La manera en que respiramos no solo afecta nuestra fisiología, sino que también puede impactar nuestro estado mental y emocional, por lo que aprender a modificar nuestro patrón respiratorio puede ser un cambio transformador.

Las técnicas de respiración rápida, como el método de respiración Kapalabhati, son útiles para energizar el cuerpo y la mente. Este tipo de respiración se caracteriza por inhalaciones pasivas y exhalaciones rápidas y forzadas, lo que ayuda a oxigenar el cuerpo de manera eficiente y a liberar tensiones acumuladas. En situaciones de estrés o fatiga, estas respiraciones rápidas pueden revitalizar el sistema, proporcionando un impulso inmediato de energía y claridad mental. Sin embargo, es importante practicarlas con moderación y en contextos adecuados, ya que pueden resultar abrumadoras si se realizan en exceso.

Por otro lado, las técnicas de respiración lenta, como la respiración diafragmática, son esenciales para la relajación y la reducción de la ansiedad. Esta técnica implica inhalar profundamente por la nariz, permitiendo que el diafragma se expanda, y exhalar lentamente a través de la boca. La respiración lenta activa el sistema nervioso parasimpático, promoviendo un estado de calma y facilitando la conexión con nuestras emociones. Es especialmente beneficiosa antes de dormir, ya que ayuda a preparar el cuerpo para un descanso reparador y a combatir problemas como el insomnio.

La respiración consciente es otra técnica que merece atención, especialmente en la práctica de la meditación. Al enfocarnos en nuestra respiración, podemos anclar nuestra atención en el momento presente, lo que nos permite alejarnos de pensamientos intrusivos y ansiosos. Esta práctica no solo mejora nuestra capacidad de concentración, sino que también nos ayuda a desarrollar una mayor conciencia de nuestras emociones y reacciones, lo que es fundamental para el manejo de la ansiedad y la depresión.

Finalmente, la respiración guiada se ha convertido en una herramienta valiosa para la gestión del dolor y el bienestar emocional. A través de sesiones de respiración guiada, los individuos pueden aprender a utilizar su respiración como un medio para aliviar el dolor físico y emocional. Estas sesiones suelen integrarse en terapias alternativas y programas de bienestar, proporcionando a los participantes estrategias efectivas para enfrentar situaciones desafiantes. Al incorporar tanto técnicas de respiración rápida como lenta en nuestra vida diaria, podemos experimentar un cambio significativo en nuestra salud integral y bienestar emocional.

Chapter 3:

Respiración Consciente para la Meditación

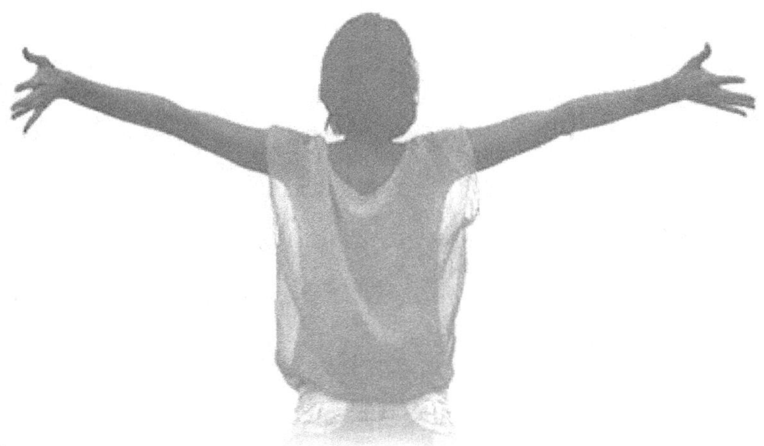

Fundamentos de la respiración consciente

La respiración consciente es una práctica fundamental que nos conecta con nuestro cuerpo y mente, permitiéndonos cultivar un estado de bienestar integral. A través de técnicas de respiración profundas y controladas, podemos influir en nuestro sistema nervioso, reduciendo los niveles de estrés y promoviendo una sensación de calma y claridad mental. La respiración no es solo un proceso biológico; es una herramienta poderosa que, cuando se utiliza conscientemente, puede transformar nuestra experiencia diaria y mejorar nuestra calidad de vida.

Una de las bases de la respiración consciente es la respiración diafragmática, que implica utilizar el diafragma para inhalar y exhalar. Esta técnica no solo mejora la capacidad pulmonar, sino que también activa el sistema nervioso parasimpático, responsable de la relajación. Al practicar la respiración diafragmática, podemos reducir la ansiedad y la depresión, permitiendo que el flujo de aire oxigene adecuadamente nuestro cuerpo. Esta práctica es especialmente útil para aquellos que buscan manejar sus emociones y encontrar un equilibrio en momentos de tensión.

La respiración consciente también juega un papel crucial en la meditación. Al integrar técnicas de respiración profunda en la práctica meditativa, se facilita el enfoque y se calma la mente. La atención plena en la respiración ayuda a anclar nuestra conciencia en el momento presente, lo que es esencial para desarrollar una mayor autoconciencia y conexión interior. Esto no solo mejora nuestra capacidad para meditar, sino que también se traduce en una mayor resiliencia ante el estrés cotidiano.

Además, los ejercicios de respiración pueden ser herramientas efectivas para mejorar la calidad del sueño. La práctica de técnicas de respiración guiada antes de dormir ayuda a relajar el cuerpo y la mente, creando un ambiente propicio para un descanso reparador. Al disminuir la actividad mental y reducir la frecuencia cardíaca, estas técnicas nos preparan para una noche de sueño profundo, lo cual es fundamental para nuestra salud física y emocional.

En conclusión, los fundamentos de la respiración consciente abarcan una amplia gama de beneficios para la salud y el bienestar. Desde la reducción del estrés y la ansiedad hasta la mejora del sueño y la regulación emocional, la respiración consciente es una práctica accesible que todos pueden incorporar en su vida diaria. Al aprender a respirar de manera consciente, no solo optimizamos nuestra salud pulmonar, sino que también cultivamos un espacio interno de paz y equilibrio que nos acompaña en cada momento.

Ejercicios de respiración para meditar

La respiración es una de las funciones más esenciales de nuestro cuerpo, y a menudo se pasa por alto su poder transformador en la meditación y el bienestar general. Practicar ejercicios de respiración puede ser una herramienta valiosa para quienes buscan reducir el estrés, mejorar la calidad del sueño y gestionar emociones complejas. Este subcapítulo se centrará en diversas técnicas de respiración que pueden integrarse en la práctica de la meditación, permitiendo a los lectores experimentar sus beneficios en el día a día.

Uno de los ejercicios más efectivos es la respiración diafragmática, que consiste en inhalar profundamente por la nariz, permitiendo que el abdomen se expanda, y luego exhalar lentamente por la boca. Esta técnica no solo ayuda a oxigenar adecuadamente el cuerpo, sino que también activa el sistema nervioso parasimpático, promoviendo una sensación de calma y bienestar. Al incorporar la respiración diafragmática en sesiones de meditación, se facilita una conexión más profunda con el momento presente, permitiendo a los practicantes dejar de lado preocupaciones y distracciones.

Otro ejercicio útil es la respiración 4-7-8, que se ha popularizado como un método efectivo para combatir la ansiedad y mejorar la calidad del sueño. Consiste en inhalar por la nariz durante cuatro segundos, sostener la respiración durante siete segundos y exhalar por la boca durante ocho segundos. Este patrón no solo regula el ritmo respiratorio, sino que también ayuda a estabilizar las emociones, siendo un recurso valioso para aquellos que luchan con la depresión o la ansiedad. Integrar esta técnica en la rutina de meditación puede amplificar su efecto, permitiendo una experiencia más profunda y reparadora.

La práctica del pranayama, una antigua técnica de respiración del yoga, también se puede aplicar en la meditación cotidiana. Existen diversas variaciones, como la respiración alternada, que implica inhalar por una fosa nasal y exhalar por la otra. Esta técnica no solo equilibra las energías del cuerpo, sino que también calma la mente, facilitando un estado de meditación más profundo. La inclusión de pranayama en la práctica de meditación puede ayudar a los individuos a desarrollar mayor control emocional y una conexión más fuerte con su ser interno.

Por último, la respiración guiada es una técnica que puede ser especialmente beneficiosa para quienes están comenzando su camino en la meditación. A través de grabaciones o sesiones en vivo, un instructor puede guiar a los practicantes a través de ejercicios de respiración específicos, creando un ambiente propicio para la relajación y la introspección. Este tipo de práctica puede resultar muy útil para quienes tienen dificultades para calmar la mente, ofreciendo un soporte estructurado que facilita el acceso a un estado meditativo. Al integrar estas diversas técnicas de respiración, los lectores podrán enriquecer su práctica de meditación y experimentar una transformación significativa en su bienestar integral.

Integración de la respiración en la práctica meditativa

La integración de la respiración en la práctica meditativa es fundamental para maximizar los beneficios que esta actividad puede ofrecer. La respiración consciente actúa como un ancla que nos ayuda a centrar la mente y a calmar el cuerpo, creando un espacio propicio para la introspección y el bienestar. Al enfocarnos en nuestra respiración, podemos liberar tensiones acumuladas y reducir el estrés, lo que es especialmente útil en momentos de ansiedad o depresión. Esta conexión entre la respiración y la meditación permite alcanzar un estado de relajación profunda y paz mental.

La respiración diafragmática, en particular, juega un papel crucial en la práctica meditativa. Este tipo de respiración implica utilizar el diafragma de manera efectiva, lo que no solo mejora la oxigenación del cuerpo, sino que también promueve una sensación de calma. Al inhalar profundamente y permitir que el abdomen se expanda, se activa el sistema nervioso parasimpático, responsable de las respuestas de relajación. Incorporar ejercicios de respiración diafragmática durante la meditación puede ayudar a liberar la tensión física y emocional, facilitando una experiencia meditativa más profunda y enriquecedora.

Para aquellos que buscan mejorar la calidad de su sueño, la integración de técnicas de respiración en la meditación puede ser un recurso valioso. Ejercicios específicos, como la respiración 4-7-8, donde se inhala por cuatro segundos, se retiene la respiración durante siete segundos y se exhala durante ocho, pueden promover un estado de relajación que favorece el descanso. Estos métodos no solo ayudan a conciliar el sueño más rápidamente, sino que también pueden mejorar la calidad del sueño al reducir los niveles de cortisol y activar respuestas de relajación en el cuerpo.

El pranayama, una antigua práctica de control de la respiración en la tradición yóguica, también se puede integrar en la meditación para potenciar la salud integral. A través de diversas técnicas de pranayama, se puede aumentar la energía vital, mejorar la concentración y equilibrar las emociones. Estas prácticas ayudan a cultivar una conexión más profunda con uno mismo y con el entorno, promoviendo una sensación de bienestar general que puede durar más allá de la práctica meditativa.

Finalmente, la respiración guiada se ha convertido en una herramienta eficaz para la gestión del dolor y la regulación emocional. Al dirigir la atención hacia la respiración durante la meditación, se puede crear un espacio seguro para explorar y liberar emociones reprimidas. Además, estas técnicas pueden ser utilizadas en situaciones de crisis, brindando un recurso accesible para manejar el estrés y la ansiedad. La integración de la respiración en la práctica meditativa no solo enriquece la experiencia, sino que también promueve un camino hacia el bienestar integral en todos los aspectos de la vida.

Chapter 4:

Ejercicios de Respiración para Mejorar el Sueño

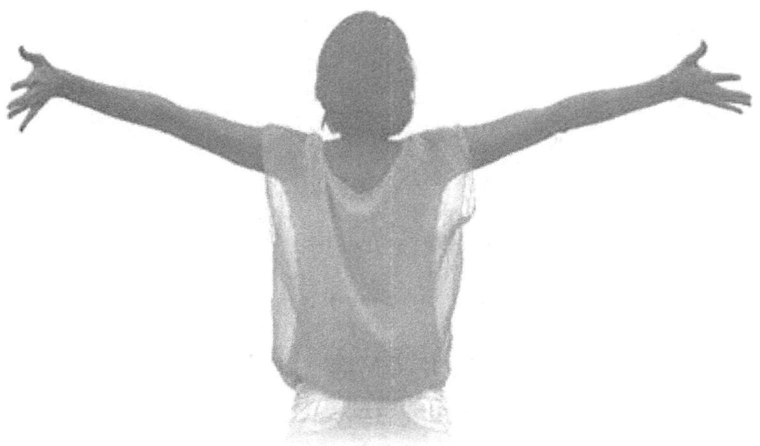

Técnicas de relajación respiratoria

Las técnicas de relajación respiratoria son herramientas fundamentales para mejorar el bienestar integral y gestionar el estrés diario. Estas prácticas, que se basan en la conexión entre la respiración y el estado emocional, han demostrado ser efectivas en la reducción de la ansiedad y la depresión, proporcionando un alivio inmediato y profundo. Al aprender a controlar la respiración, las personas pueden activar su sistema nervioso parasimpático, lo que promueve la calma y la relajación. Esto es especialmente relevante en un mundo que constantemente nos bombardea con estímulos estresantes.

Una de las técnicas más populares es la respiración diafragmática, que consiste en inhalar profundamente por la nariz, permitiendo que el abdomen se expanda en lugar del pecho. Este tipo de respiración no solo mejora la oxigenación del cuerpo, sino que también fortalece los músculos respiratorios, beneficiando así la salud pulmonar. Practicar la respiración diafragmática de manera regular puede resultar en un mejor control emocional, ayudando a las personas a enfrentar situaciones difíciles con mayor serenidad y claridad mental.

La respiración consciente se ha convertido en una práctica esencial en el ámbito de la meditación. Al centrarse en el acto de respirar, se logra un estado de mindfulness que permite a los practicantes estar más presentes en el momento. Esta técnica no solo ayuda a calmar la mente, sino que también facilita la conexión con el cuerpo, promoviendo una conciencia más profunda de las sensaciones físicas y emocionales. Mediante ejercicios de respiración consciente, se puede entrenar la mente para soltar pensamientos intrusivos y experimentar una mayor paz interior.

Para aquellos que luchan con problemas de sueño, ciertos ejercicios de respiración pueden ser particularmente útiles. Técnicas como la respiración 4-7-8, que consiste en inhalar durante cuatro segundos, sostener la respiración durante siete y exhalar durante ocho, pueden inducir un estado de relajación que favorece el sueño. Estas prácticas ayudan a calmar el sistema nervioso y a reducir la actividad mental, facilitando así un proceso de conciliación del sueño más fácil y reparador.

Finalmente, el pranayama, una antigua práctica de la filosofía yóguica, ofrece un enfoque más holístico para la salud integral. A través de diversas técnicas de control de la respiración, se busca equilibrar las energías vitales del cuerpo. El pranayama no solo apoya la salud física, sino que también se ha utilizado para la gestión del dolor y el bienestar emocional. Al integrar estas técnicas de respiración en la vida cotidiana, se puede cultivar una mayor resiliencia ante el estrés, promoviendo un estilo de vida más saludable y equilibrado.

Respiración 4-7-8

La técnica de respiración 4-7-8 se ha popularizado en el ámbito del bienestar por su capacidad para inducir la calma y mejorar la calidad del sueño. Esta práctica, basada en la respiración consciente, se centra en un patrón específico que combina la inhalación, la retención y la exhalación. El método consiste en inhalar por la nariz durante cuatro segundos, mantener la respiración durante siete segundos y exhalar por la boca durante ocho segundos. Este ciclo no solo ayuda a oxigenar el cuerpo de manera eficiente, sino que también activa el sistema nervioso parasimpático, promoviendo una sensación de relajación.

Uno de los principales beneficios de la respiración 4-7-8 es su eficacia para reducir el estrés y la ansiedad. Cuando nos enfrentamos a situaciones estresantes, nuestra respiración tiende a volverse rápida y superficial. Al practicar esta técnica, se contrarresta esa tendencia, permitiendo que el cuerpo vuelva a un estado de equilibrio. Al inhalar profundamente, se permite que el oxígeno llegue a los pulmones y, al exhalar lentamente, se liberan tensiones acumuladas. Con el tiempo, esta práctica regular puede ayudar a desarrollar una mayor resiliencia frente a situaciones estresantes.

La respiración 4-7-8 también es una herramienta valiosa para mejorar la calidad del sueño. Muchas personas luchan con el insomnio o con problemas para conciliar el sueño debido a la ansiedad o el estrés acumulado. Integrar esta técnica en la rutina nocturna puede facilitar un descanso más profundo y reparador. Al dedicar unos minutos a esta práctica antes de dormir, se crea un ambiente propicio para la relajación, lo que permite que la mente y el cuerpo se preparen para un sueño reparador.

Además, la respiración diafragmática es un componente esencial de la técnica 4-7-8. Al centrarse en la respiración abdominal, se fomenta una mejor salud pulmonar y se optimiza la capacidad respiratoria. Esta forma de respiración no solo mejora la eficiencia de la oxigenación, sino que también contribuye a una mejor regulación emocional. La conexión entre la respiración y las emociones es profunda, y al dominar esta técnica, se puede lograr un mayor control sobre las respuestas emocionales, reduciendo así síntomas de ansiedad y depresión.

Por último, la práctica de la respiración 4-7-8 puede incorporarse en diversas situaciones, desde momentos de meditación hasta prácticas de pranayama. La flexibilidad de esta técnica la convierte en una herramienta accesible para todos, independientemente de su experiencia previa en respiración consciente. Al comprender y aplicar esta técnica, se inicia un camino hacia el bienestar integral, donde la respiración se convierte en un aliado fundamental para la salud mental, emocional y física.

Ejercicios de respiración antes de dormir

Ejercicios de respiración antes de dormir son una herramienta poderosa para mejorar la calidad del sueño y fomentar un estado de relajación profunda. La respiración consciente permite al cuerpo y a la mente liberar la tensión acumulada a lo largo del día, creando un ambiente propicio para un descanso reparador. Incorporar estas técnicas en la rutina nocturna no solo ayuda a conciliar el sueño más rápidamente, sino que también promueve un sueño más profundo y restaurador.

Una de las técnicas más efectivas es la respiración diafragmática. Este ejercicio consiste en inhalar profundamente por la nariz, permitiendo que el abdomen se expanda, y luego exhalar lentamente por la boca. Este patrón de respiración activa el sistema nervioso parasimpático, que es responsable de la respuesta de relajación del cuerpo. Al practicarla antes de dormir, se reduce la frecuencia cardíaca y se disminuyen los niveles de cortisol, la hormona del estrés, lo que prepara al cuerpo para un sueño reparador.

Otra técnica útil es la respiración 4-7-8, que consiste en inhalar durante cuatro segundos, sostener la respiración durante siete segundos y exhalar lentamente durante ocho segundos. Este ejercicio no solo calma la mente, sino que también ayuda a liberar pensamientos intrusivos que pueden interferir con el sueño. La práctica regular de esta técnica puede resultar en una disminución significativa de la ansiedad y en una mayor facilidad para dormir, lo que resulta en un bienestar general.

La respiración guiada es otra estrategia que puede ser particularmente efectiva antes de dormir. A través de una grabación o con la ayuda de un instructor, se puede seguir una serie de instrucciones que guían a la persona hacia un estado de relajación profunda. Esta técnica puede incluir visualizaciones y afirmaciones que fomentan un ambiente tranquilo y acogedor, facilitando así la transición al sueño. La combinación de respiración consciente y guía puede ser especialmente beneficiosa para aquellos que sufren de insomnio o ansiedad nocturna.

Finalmente, es importante destacar que la práctica de ejercicios de respiración antes de dormir no solo beneficia la calidad del sueño, sino que también tiene un impacto positivo en la salud emocional. Al aprender a controlar la respiración, se obtiene una herramienta valiosa para gestionar el estrés y las emociones difíciles. La conexión entre la respiración y el bienestar integral es innegable, y dedicar unos minutos cada noche a estas prácticas puede transformar la experiencia del sueño y, en consecuencia, la vida cotidiana.

Chapter 5:

Respiración Diafragmática para la Salud Pulmonar

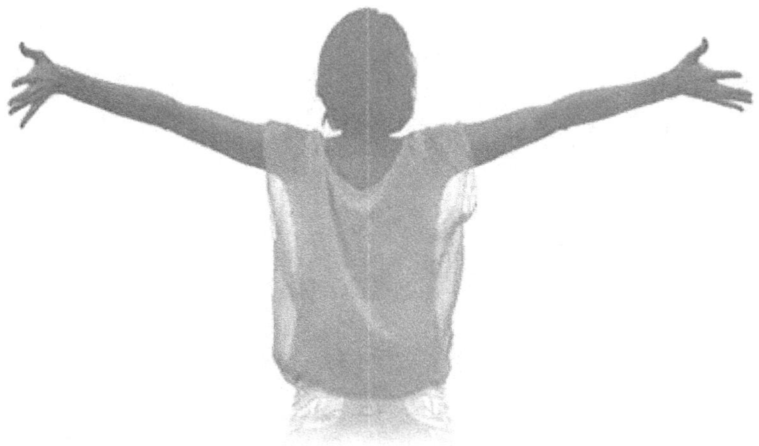

¿Qué es la respiración diafragmática?

La respiración diafragmática, también conocida como respiración abdominal, es una técnica que involucra el uso del diafragma para facilitar una respiración más profunda y eficiente. A diferencia de la respiración superficial, que se realiza principalmente a través del pecho, la respiración diafragmática permite que el abdomen se expanda al inhalar y se contraiga al exhalar. Este tipo de respiración no solo mejora la oxigenación del cuerpo, sino que también tiene beneficios significativos para la salud física y emocional.

Una de las principales ventajas de la respiración diafragmática es su capacidad para reducir el estrés. Al activar el sistema nervioso parasimpático, esta técnica promueve una sensación de calma y relajación. Cuando nos encontramos en situaciones estresantes, tendemos a respirar de manera rápida y superficial, lo que puede aumentar la ansiedad y la tensión. Practicar la respiración diafragmática, incluso durante unos minutos al día, puede ayudar a contrarrestar estos efectos, proporcionando un espacio de tranquilidad y equilibrio emocional.

Además, la respiración diafragmática es fundamental para la mejora del sueño. Muchas personas luchan con problemas de insomnio o interrupciones en el sueño debido a la ansiedad y el estrés. Al incorporar ejercicios de respiración diafragmática en la rutina antes de dormir, se puede facilitar la relajación del cuerpo y la mente, promoviendo un estado propicio para el descanso. Esta técnica ayuda a disminuir la frecuencia cardíaca y a liberar tensiones acumuladas, lo que resulta en un sueño más reparador.

En el ámbito de la salud pulmonar, la respiración diafragmática juega un papel crucial. Esta técnica permite maximizar la capacidad pulmonar, lo que es especialmente beneficioso para personas que sufren de condiciones respiratorias como el asma o la EPOC. Al entrenar al cuerpo para respirar de manera más eficiente, se puede aumentar la cantidad de oxígeno que llega a los tejidos y órganos, mejorando así la función general del sistema respiratorio. La práctica regular de esta técnica puede contribuir a una mayor resistencia y bienestar físico.

Finalmente, la respiración diafragmática es una herramienta poderosa para el control emocional. En momentos de ansiedad o depresión, volver a una respiración consciente y profunda puede resultar transformador. Esta técnica no solo ayuda a estabilizar las emociones, sino que también promueve una mayor conexión entre el cuerpo y la mente. Al incorporar la respiración diafragmática en prácticas como el pranayama y la meditación, se puede potenciar la experiencia de bienestar integral, facilitando una vida más equilibrada y plena.

Beneficios para la salud pulmonar

La salud pulmonar es un componente esencial del bienestar general, y las técnicas de respiración desempeñan un papel fundamental en su mejora. Practicar la respiración consciente y profunda ayuda a optimizar la función pulmonar, permitiendo una mayor captación de oxígeno y una mejor eliminación de dióxido de carbono. Esto no solo beneficia a los pulmones, sino que también mejora la circulación sanguínea, lo que a su vez favorece la salud de todo el organismo. Al incorporar ejercicios de respiración en la rutina diaria, se puede experimentar un aumento en la vitalidad y una reducción en la fatiga.

El uso de la respiración diafragmática es particularmente eficaz para fortalecer los pulmones. Este tipo de respiración implica el uso del diafragma, permitiendo que los pulmones se expandan completamente. Al practicar esta técnica, se mejora la capacidad pulmonar y se facilita una respiración más eficiente. Además, la respiración diafragmática puede ayudar a mitigar síntomas de trastornos respiratorios como el asma y la EPOC, proporcionando a quienes los padecen una herramienta valiosa para gestionar su salud.

Incorporar técnicas de respiración en la meditación también ofrece beneficios significativos para la salud pulmonar. La meditación consciente, que incluye la atención plena a la respiración, permite a los individuos liberar tensiones acumuladas y reducir el estrés. Este proceso no solo promueve la relajación, sino que también mejora la función pulmonar. Al disminuir la ansiedad y el estrés a través de la respiración, se facilita un entorno propicio para la sanación y el bienestar.

Los ejercicios de respiración también son una herramienta eficaz para mejorar la calidad del sueño. La práctica de técnicas de respiración relajantes antes de dormir puede ayudar a calmar la mente y preparar el cuerpo para un descanso reparador. Una respiración controlada y consciente puede reducir la actividad del sistema nervioso simpático, el cual está asociado con el estrés, y activar el sistema nervioso parasimpático, que promueve la calma y la restauración. Esto resulta en un sueño más profundo y reparador, lo que beneficia la salud pulmonar al permitir que los pulmones descansen y se recuperen adecuadamente.

En conclusión, la integración de técnicas de respiración en la vida diaria no solo apoya la salud pulmonar, sino que también impacta positivamente en el bienestar emocional y mental. La respiración consciente, el pranayama y otras prácticas relacionadas ofrecen herramientas prácticas para gestionar la ansiedad, el dolor y el estrés. Al adoptar estas estrategias, se puede fomentar un estilo de vida más saludable y equilibrado, donde la salud pulmonar se convierte en un pilar fundamental para el bienestar integral.

Ejercicios prácticos de respiración diafragmática

La respiración diafragmática es una técnica fundamental que puede transformar nuestra relación con el aire y, por ende, con nuestro bienestar. Este tipo de respiración se centra en el uso eficiente del diafragma, un músculo clave en el proceso respiratorio. Al practicar ejercicios de respiración diafragmática, no solo mejoramos nuestra capacidad pulmonar, sino que también promovemos la relajación y la reducción del estrés. Esta técnica es accesible para todos, independientemente de la experiencia previa en prácticas de respiración o meditación.

Para comenzar, es importante encontrar un lugar cómodo y tranquilo donde puedas sentarte o acostarte sin distracciones. Coloca una mano en tu pecho y la otra en tu abdomen. A medida que inhalas profundamente por la nariz, concéntrate en expandir tu abdomen en lugar de tu pecho. Debes sentir cómo la mano sobre tu abdomen se eleva, mientras que la mano sobre tu pecho permanece relativamente quieta. Exhala lentamente por la boca, dejando que el abdomen se contraiga. Repite este ejercicio durante cinco a diez minutos, permitiendo que tu mente se enfoque en el movimiento de tu cuerpo.

A medida que te sientas más cómodo con el proceso, puedes incorporar variaciones a la respiración diafragmática. Una técnica efectiva es la respiración en cuatro tiempos: inhala contando hasta cuatro, mantén la respiración durante cuatro segundos, exhala contando nuevamente hasta cuatro y, por último, mantén los pulmones vacíos durante otros cuatro segundos. Este patrón no solo ayuda a estabilizar la respiración, sino que también promueve una mayor conciencia del momento presente, lo que es particularmente beneficioso para la meditación y la reducción de la ansiedad.

La práctica regular de la respiración diafragmática también puede ser una herramienta poderosa para mejorar la calidad del sueño. Antes de acostarte, dedica unos minutos a realizar este ejercicio. La respiración profunda activa el sistema nervioso parasimpático, lo que induce una sensación de calma y preparación para dormir. Este hábito puede ser especialmente útil para aquellos que experimentan insomnio o dificultades para relajarse antes de acostarse.

Finalmente, la respiración diafragmática puede ser una estrategia eficaz para el manejo emocional. La conexión entre la respiración y nuestras emociones es innegable; al controlar nuestra respiración, podemos influir en nuestro estado emocional. Practicar esta técnica de manera regular puede ayudarnos a enfrentar momentos de ansiedad o depresión, ofreciendo un recurso tangible para gestionar nuestras reacciones emocionales. Incorporar estos ejercicios en nuestra vida diaria no solo mejora nuestra salud física, sino que también promueve un estado de bienestar integral.

Chapter 6:

Respiración y Control Emocional

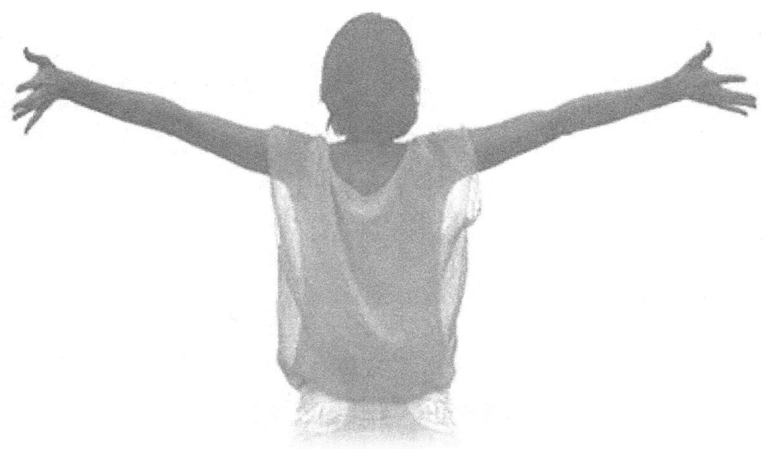

La conexión entre respiración y emociones

La conexión entre respiración y emociones es un tema fundamental para comprender cómo nuestras prácticas de respiración pueden influir en nuestro bienestar general. La respiración no solo es un proceso fisiológico esencial, sino que también actúa como un puente entre nuestro cuerpo y nuestras emociones. Cuando experimentamos estrés, ansiedad o tristeza, nuestra respiración tiende a volverse más superficial y rápida, lo que a su vez puede intensificar esos sentimientos. Al aprender a controlar nuestra respiración, podemos gestionar mejor nuestras emociones y fomentar un estado de calma y serenidad.

La respiración consciente, que implica prestar atención a cómo inhalamos y exhalamos, puede ser una herramienta poderosa en la meditación y la reducción del estrés. Al centrar nuestra atención en la respiración, podemos distanciarnos de pensamientos negativos y preocupaciones, permitiendo que nuestra mente se aquiete. Esta práctica no solo ayuda a calmar la ansiedad, sino que también promueve una mayor claridad mental y concentración, esenciales para un bienestar integral. Técnicas como la respiración diafragmática son especialmente efectivas, ya que favorecen una mayor oxigenación y activan respuestas de relajación en el cuerpo.

Además, la relación entre respiración y emociones es evidente en la forma en que las técnicas de respiración se utilizan para mejorar la calidad del sueño. Muchas personas sufren de insomnio o interrupciones del sueño debido a pensamientos ansiosos o emociones perturbadoras. La implementación de ejercicios de respiración antes de dormir puede ayudar a disminuir la actividad del sistema nervioso, facilitando un estado propicio para el descanso. Practicar respiración guiada antes de dormir puede ser un recurso valioso para calmar la mente y preparar el cuerpo para un sueño reparador.

El Pranayama, una antigua práctica de respiración de la tradición yogui, también ofrece aplicaciones significativas en la salud emocional. A través de diversas técnicas de Pranayama, podemos aprender a regular nuestra energía vital y equilibrar nuestras emociones. Estas prácticas no solo benefician la salud pulmonar, sino que también nos permiten liberar tensiones acumuladas y promover una sensación de bienestar general. La práctica regular del Pranayama puede transformar nuestra relación con nuestras emociones, ayudándonos a responder en lugar de reaccionar ante situaciones desafiantes.

Finalmente, es importante reconocer que la respiración tiene un papel crucial en la gestión del dolor y el tratamiento de trastornos emocionales como la ansiedad y la depresión. Al enfocarnos en nuestra respiración, podemos activar mecanismos de afrontamiento que reducen la percepción del dolor y mejoran nuestro estado emocional. Las técnicas de respiración, al ser accesibles y fáciles de integrar en nuestra vida diaria, se convierten en herramientas efectivas para cualquier persona que busque mejorar su bienestar emocional y físico. La conexión entre respiración y emociones es, sin duda, un camino hacia una vida más equilibrada y saludable.

Técnicas de respiración para regular las emociones

Las técnicas de respiración son herramientas poderosas que permiten regular las emociones y mejorar nuestro bienestar general. A través de la práctica consciente de la respiración, podemos influir en nuestro estado emocional, promoviendo la calma, la concentración y la claridad mental. La conexión entre la respiración y nuestras emociones es profunda: cada vez que respiramos, enviamos señales a nuestro sistema nervioso que pueden activar respuestas de relajación o de estrés. Por lo tanto, aprender a manejar nuestra respiración es un paso fundamental para gestionar nuestras emociones de manera efectiva.

Una técnica fundamental es la respiración diafragmática, que se centra en el uso del diafragma para una respiración más profunda y efectiva. Al inhalar profundamente, el abdomen se expande y permite que los pulmones se llenen de aire, lo que ayuda a reducir la tensión y promover la relajación. Esta técnica es especialmente útil en momentos de ansiedad o estrés, ya que activa el sistema nervioso parasimpático, responsable de las respuestas de calma en el cuerpo. Practicar la respiración diafragmática durante unos minutos al día puede transformar nuestra capacidad para enfrentar situaciones emocionales desafiantes.

La respiración consciente, que se utiliza a menudo en la meditación, es otra técnica que puede ser de gran ayuda para regular las emociones. Al enfocar nuestra atención en la respiración, creamos un espacio de pausa entre nuestros pensamientos y reacciones emocionales. Este enfoque nos permite observar nuestras emociones sin juzgarlas, facilitando un mayor control sobre ellas. Practicar la respiración consciente no solo ayuda a disminuir la ansiedad y el estrés, sino que también mejora nuestra capacidad de concentración y claridad mental, lo que resulta en una mayor estabilidad emocional.

Para quienes enfrentan problemas de sueño, los ejercicios de respiración específicos pueden ser especialmente beneficiosos. Técnicas como la respiración 4-7-8, donde se inhala durante cuatro segundos, se retiene el aire durante siete segundos y se exhala durante ocho, pueden inducir un estado de relajación propicio para el descanso. Estas prácticas no solo ayudan a calmar la mente, sino que también regulan el ritmo cardíaco y reducen la actividad del sistema nervioso, lo que favorece un sueño reparador y una mejor regulación emocional.

Finalmente, el Pranayama, una práctica de respiración del yoga, ofrece diversas técnicas que promueven la salud integral. A través de la regulación de la respiración, se pueden liberar bloqueos emocionales y energéticos, lo que contribuye a una mayor armonía interna. La respiración guiada, por su parte, proporciona un apoyo adicional en la gestión del dolor y la ansiedad, permitiendo que las personas se conecten con su cuerpo y sus emociones de una manera más consciente. Incorporar estas técnicas de respiración en la rutina diaria puede ser un camino efectivo hacia un mayor bienestar emocional y físico.

Ejercicios para el manejo del estrés emocional

El manejo del estrés emocional es fundamental para mantener un bienestar integral. La respiración consciente se presenta como una herramienta poderosa que puede ser utilizada en diversas situaciones para reducir la ansiedad y el estrés. Al enfocarnos en nuestra respiración, tenemos la capacidad de calmar la mente y el cuerpo, permitiendo que las emociones se gestionen de manera más efectiva. Uno de los ejercicios más simples y efectivos es la respiración diafragmática, que consiste en inhalar profundamente por la nariz, expandiendo el abdomen, y exhalar lentamente por la boca. Este tipo de respiración no solo mejora la salud pulmonar, sino que también proporciona una sensación inmediata de relajación.

Otro ejercicio valioso es el Pranayama, una técnica de respiración originaria de la tradición yóguica. Pranayama implica controlar la respiración mediante diferentes patrones, como la respiración alterna por las fosas nasales, que ayuda a equilibrar las energías del cuerpo y a calmar la mente. Este ejercicio es especialmente útil para aquellos que experimentan un alto nivel de estrés, ya que promueve la claridad mental y la estabilidad emocional. Practicar

Pranayama regularmente puede contribuir a una mayor resiliencia frente a situaciones estresantes.

La respiración guiada es otra técnica que puede ser extremadamente beneficiosa para la gestión del dolor y el estrés. A través de una serie de instrucciones, se puede guiar a las personas a través de un proceso de respiración que les permita conectar con su cuerpo y liberar tensiones acumuladas. Este enfoque es ideal para quienes sufren de ansiedad y depresión, ya que la respiración guiada puede ayudar a desviar la atención de pensamientos negativos y a centrarse en el momento presente. Mediante la práctica regular, los individuos pueden desarrollar una mayor conciencia de sus emociones y aprender a manejarlas de manera más efectiva.

Para aquellos que tienen dificultades para dormir, los ejercicios de respiración pueden ser una solución natural. Incluir una rutina de respiración consciente antes de acostarse puede facilitar un sueño reparador. Técnicas como la respiración 4-7-8, donde se inhala durante cuatro segundos, se sostiene la respiración durante siete segundos y se exhala durante ocho, pueden inducir un estado de calma y preparar el cuerpo para el descanso. Este tipo de ejercicios no solo mejoran la calidad del sueño, sino que también reducen la acumulación de estrés diario.

Finalmente, es importante recordar que la práctica regular de estos ejercicios de respiración no solo ayuda a manejar el estrés emocional, sino que también fomenta un estilo de vida más saludable y consciente. Al integrar estas técnicas en la rutina diaria, se puede cultivar una mayor conexión con uno mismo, promover el bienestar emocional y mejorar la calidad de vida. La respiración, un acto tan simple y natural, se convierte en un poder transformador en el camino hacia el bienestar integral.

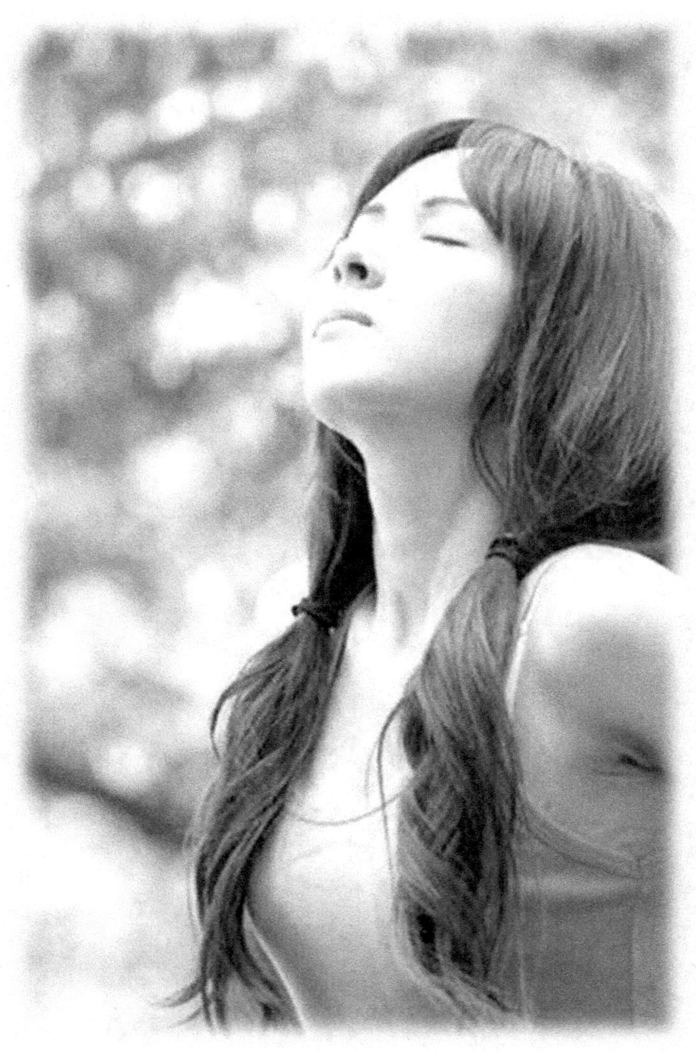

Chapter 7:

Pranayama y su Aplicación en la Salud Integral

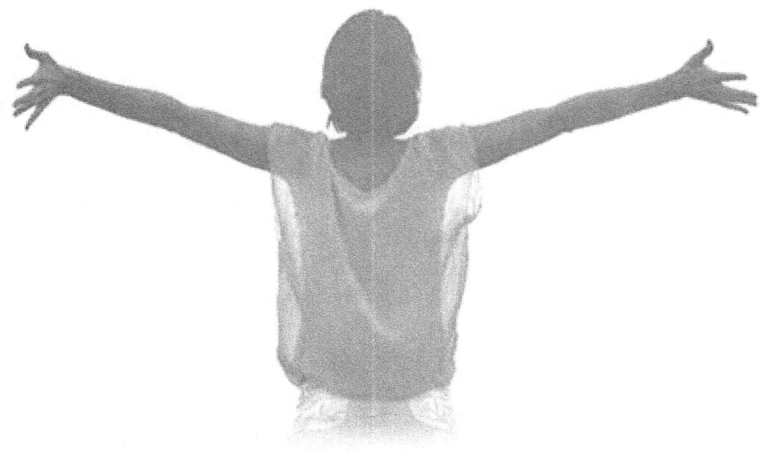

Introducción al Pranayama

El Pranayama es una práctica ancestral que forma parte del sistema del yoga, y se centra en el control y la regulación de la respiración. La palabra 'Pranayama' proviene del sánscrito, donde 'Prana' significa energía vital o fuerza de vida, y 'Ayama' se traduce como expansión o control. Esta técnica no solo implica la respiración consciente, sino que también se considera un medio para conectar el cuerpo y la mente, promoviendo así el bienestar integral. Su práctica regular puede ser beneficiosa para la salud física, mental y emocional.

Uno de los principales beneficios del Pranayama es su capacidad para reducir el estrés y la ansiedad. A medida que nos sumergimos en la vida moderna, es común experimentar niveles altos de estrés que pueden afectar nuestra salud. Las técnicas de respiración profunda y consciente que se enseñan en el Pranayama ayudan a activar el sistema nervioso parasimpático, lo que induce una respuesta de relajación en el cuerpo. Esto no solo minimiza los síntomas del estrés, sino que también proporciona herramientas efectivas para manejar la ansiedad en situaciones cotidianas.

Además, el Pranayama se ha demostrado como una herramienta poderosa para mejorar la calidad del sueño. A través de ejercicios específicos de respiración, se puede calmar la mente y preparar el cuerpo para un descanso reparador. La respiración diafragmática, un componente esencial del Pranayama, promueve una oxigenación adecuada y reduce la tensión acumulada en el cuerpo, lo que facilita la transición hacia un estado de relajación propicio para el sueño. Así, la práctica regular puede ser un aliado en la lucha contra el insomnio y otros trastornos del sueño.

El Pranayama también juega un papel crucial en la salud pulmonar y en el control emocional. Al practicar ejercicios de respiración que se centran en el diafragma, se mejora la capacidad pulmonar y se fomenta una respiración más eficiente. Esto es especialmente beneficioso para quienes sufren de afecciones respiratorias o buscan mejorar su rendimiento físico. Asimismo, el Pranayama permite una mayor conexión con nuestras emociones, ayudándonos a gestionar y regular nuestras respuestas emocionales de manera más efectiva.

Finalmente, la práctica del Pranayama puede integrarse en la meditación y en la gestión del dolor. La respiración guiada, por ejemplo, puede ser utilizada para crear un espacio de calma y atención plena, permitiendo a las personas encontrar alivio durante momentos de dolor físico o emocional. A medida que los practicantes aprenden a enfocar su atención en la respiración, se vuelven más conscientes de su cuerpo y de sus sensaciones, lo que les ayuda a cultivar una mayor resiliencia ante los desafíos de la vida. Así, el Pranayama se presenta como una herramienta versátil y poderosa para el bienestar integral.

Tipos de Pranayama y sus beneficios

El pranayama es una práctica ancestral dentro del yoga que se centra en el control de la respiración. Existen diferentes tipos de pranayama, cada uno con sus propios beneficios específicos que pueden mejorar la salud física y mental. Desde técnicas sencillas hasta métodos más complejos, el pranayama ofrece herramientas valiosas para aquellos que buscan el bienestar integral. Entre los tipos más conocidos se encuentran el Nadi Shodhana, Ujjayi, Kapalabhati y Bhramari, cada uno de los cuales se adapta a diversas necesidades y objetivos.

El Nadi Shodhana, o la respiración alternada, es una técnica que promueve la calma y la claridad mental. Al inhalar y exhalar de manera alternada por las fosas nasales, se equilibran las energías del cuerpo y se reduce el estrés. Esta práctica es especialmente útil para quienes sufren de ansiedad, ya que ayuda a regular el sistema nervioso y a disminuir la tensión. Además, se ha observado que esta técnica mejora la concentración, lo que la hace ideal para la meditación.

Por otro lado, el Ujjayi, conocido como la respiración del guerrero, se caracteriza por un suave sonido que se genera al contraer ligeramente la garganta durante la inhalación y exhalación. Esta técnica no solo calma la mente, sino que también aumenta la capacidad pulmonar y la resistencia durante la práctica de yoga. Muchos practicantes encuentran que el Ujjayi les ayuda a entrar en un estado de meditación más profundo, facilitando la conexión entre cuerpo y mente.

El Kapalabhati, o la respiración del cráneo brillante, es una técnica más dinámica que implica una serie de inhalaciones y exhalaciones rápidas, seguidas de una exhalación forzada. Esta práctica es conocida por sus efectos energizantes, ya que estimula el sistema digestivo y aumenta la circulación sanguínea. También puede ser beneficiosa para aquellos que buscan mejorar su estado de ánimo, ya que eleva los niveles de energía y claridad mental, ayudando en la lucha contra la depresión y la fatiga.

Finalmente, el Bhramari, o la respiración del abejorro, consiste en producir un sonido similar al zumbido de una abeja al exhalar. Esta técnica es particularmente eficaz para aliviar la tensión mental y emocional, induciendo una sensación de paz. Al ser una excelente opción para quienes enfrentan el estrés diario y buscan mejorar su bienestar emocional, el Bhramari puede ser una herramienta poderosa en la gestión del dolor y la ansiedad. En conjunto, estas técnicas de pranayama ofrecen un amplio espectro de beneficios que pueden integrarse fácilmente en la vida cotidiana, promoviendo un estado de salud integral.

Integración del Pranayama en la vida diaria

La integración del Pranayama en la vida diaria es una práctica que puede enriquecer nuestro bienestar integral. Esta antigua técnica de respiración, originaria de la tradición yóguica, no solo se centra en la inhalación y exhalación, sino que también abarca el control consciente de la energía vital. Incorporar el Pranayama en nuestra rutina diaria puede ayudar a reducir el estrés, mejorar la concentración y fomentar un estado de calma emocional, aspectos esenciales en un mundo que a menudo nos bombardea con tensiones y preocupaciones.

Para empezar a integrar el Pranayama en la vida cotidiana, es útil establecer momentos específicos para la práctica. Esto puede ser tan simple como dedicar unos minutos cada mañana después de despertar o antes de irse a dormir. Al crear un ambiente propicio, como un espacio tranquilo y libre de distracciones, se facilita la conexión con nuestra respiración. Comenzar con ejercicios básicos, como la respiración diafragmática, puede ayudar a activar el sistema nervioso parasimpático, lo que promueve la relajación y mejora la salud pulmonar.

Asimismo, el uso del Pranayama durante momentos de ansiedad o estrés puede ser altamente efectivo. Técnicas como la respiración alterna por las fosas nasales permiten equilibrar las emociones, mientras que la respiración profunda ayuda a calmar la mente. Practicar estas técnicas en situaciones de alta presión, como en el trabajo o durante eventos importantes, puede transformar nuestra respuesta emocional y mejorar nuestra capacidad para manejar el estrés de manera más efectiva.

La relación entre la respiración consciente y la meditación es también fundamental en la integración del Pranayama. Al aprender a enfocar nuestra atención en la respiración, podemos entrar en un estado de meditación más profundo, lo que favorece la claridad mental y el bienestar emocional.

La combinación de ambas prácticas no solo mejora la calidad del sueño, sino que también permite una mayor conexión con nosotros mismos, facilitando la gestión del dolor y la ansiedad.

Finalmente, es importante recordar que el Pranayama no se limita a la práctica formal. Puede ser una herramienta que utilizamos a lo largo del día: al tomar un momento para respirar profundamente antes de una reunión, al hacer una pausa para reconectar con nuestro cuerpo o al practicar la respiración guiada en momentos de malestar emocional. Integrar estas técnicas en nuestra vida diaria puede llevar a una transformación significativa, promoviendo una salud integral que abarca tanto el cuerpo como la mente.

Chapter 8:

Respiración Guiada para la Gestión del Dolor

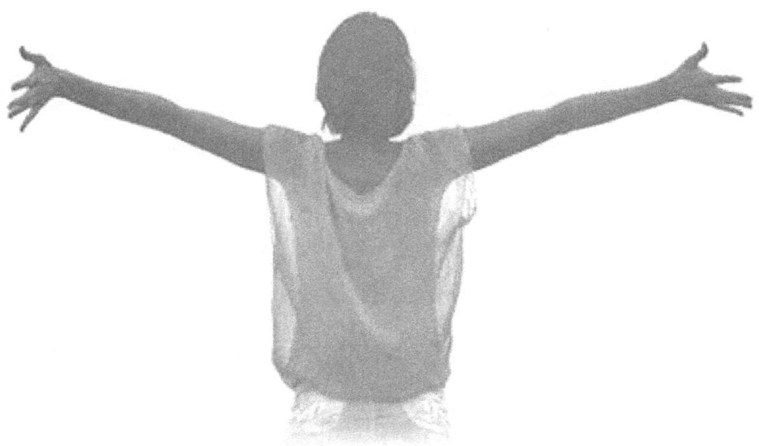

Concepto de respiración guiada

El concepto de respiración guiada se refiere a una técnica de control de la respiración que implica la orientación a través de diferentes patrones respiratorios para lograr diversos beneficios físicos y emocionales. Esta práctica puede ser utilizada por personas de todas las edades y estilos de vida, y se ha integrado en diversas disciplinas, incluyendo la meditación, el yoga y la terapia. La respiración guiada se centra en llevar al practicante a un estado de conciencia plena, donde la atención se dirige a la respiración y a las sensaciones corporales, ayudando a fomentar un estado de calma y bienestar.

La respiración guiada se puede implementar de muchas maneras, pero generalmente implica que un instructor o una grabación guíe al individuo a través de ejercicios específicos. Esto puede incluir instrucciones sobre cómo inhalar y exhalar de manera consciente, así como la duración de cada respiración. Este tipo de respiración puede ayudar a reducir el estrés y la ansiedad, ya que permite a las personas desconectarse de sus pensamientos y preocupaciones, centrándose en el momento presente. La práctica regular de la respiración guiada puede contribuir a una mayor claridad mental y a una reducción general de la tensión emocional.

Uno de los beneficios más significativos de la respiración guiada es su capacidad para mejorar la calidad del sueño. Al practicar ejercicios de respiración controlada antes de dormir, se puede activar la respuesta de relajación del cuerpo, lo que facilita un descanso más profundo y reparador. Esto es especialmente útil para aquellos que sufren de insomnio o trastornos del sueño, ya que una respiración calmada puede ayudar a disminuir la actividad del sistema nervioso simpático, que a menudo está relacionado con la vigilia y la ansiedad.

Además, la respiración guiada se ha utilizado como una herramienta efectiva en la gestión del dolor y en el tratamiento de trastornos emocionales como la ansiedad y la depresión. Las técnicas de respiración pueden ayudar a regular las emociones y a proporcionar un sentido de control en situaciones difíciles. Por ejemplo, en momentos de crisis emocional, la respiración profunda y consciente puede servir como un ancla, permitiendo a las personas encontrar un espacio de calma y claridad en medio del caos.

Finalmente, la respiración guiada también se ha integrado en prácticas como el pranayama, donde se combina la respiración con movimientos y posturas para promover la salud integral. Al aprender a utilizar la respiración de manera efectiva, los individuos pueden experimentar una mejora en su salud pulmonar y en su bienestar general. En resumen, el concepto de respiración guiada es una poderosa herramienta que, cuando se aplica correctamente, puede transformar la vida de las personas, brindando beneficios que abarcan tanto la salud física como la emocional.

Técnicas para el manejo del dolor crónico

El manejo del dolor crónico es un desafío que afecta a millones de personas en todo el mundo. Las técnicas de respiración se han convertido en herramientas valiosas para abordar esta problemática, ya que permiten a los individuos recuperar el control sobre su cuerpo y su bienestar. Estas estrategias no solo promueven la relajación, sino que también ayudan a reducir la percepción del dolor y a mejorar la calidad de vida. A través de la respiración consciente, se puede activar el sistema nervioso parasimpático, lo que contribuye a disminuir la tensión y el malestar asociado con el dolor crónico.

Una de las técnicas más efectivas es la respiración diafragmática. Este tipo de respiración implica el uso del diafragma para llenar los pulmones de aire, lo que no solo mejora la oxigenación, sino que también favorece la relajación profunda. Al practicar esta técnica, los individuos pueden experimentar una disminución en la ansiedad y el estrés, factores que a menudo exacerban el dolor crónico. Al integrar la respiración diafragmática en la rutina diaria, se puede cultivar un estado de calma que facilita la gestión del dolor.

La respiración guiada también se ha demostrado eficaz en la gestión del dolor. A través de sesiones de meditación guiada, los participantes son conducidos a un estado de relajación profunda, donde pueden visualizar el alivio del dolor y conectar con sensaciones de bienestar. Estas prácticas pueden ser especialmente beneficiosas para aquellos que sufren de ansiedad o depresión, ya que la respiración guiada no solo ayuda a mitigar el dolor físico, sino que también proporciona un enfoque integral para el bienestar emocional.

El pranayama, una antigua práctica de respiración del yoga, ofrece otra vía para el manejo del dolor crónico. Las técnicas de pranayama, que involucran patrones controlados de respiración, pueden ayudar a equilibrar la energía del cuerpo y a liberar tensiones acumuladas. Al enfocarse en la respiración y la conexión mente-cuerpo, los practicantes pueden desarrollar una mayor conciencia de sus sensaciones físicas y emocionales, lo que les permite responder de manera más efectiva al dolor y a las emociones negativas asociadas.

Por último, incorporar ejercicios de respiración para mejorar el sueño puede ser un complemento esencial en la estrategia de manejo del dolor. La falta de sueño puede intensificar la percepción del dolor, creando un ciclo vicioso. Al adoptar técnicas de respiración que promuevan la relajación y un sueño reparador, se puede romper este ciclo y mejorar la calidad del descanso. En conjunto, estas técnicas de respiración no solo ofrecen una forma de aliviar el dolor crónico, sino que también fomentan un enfoque holístico hacia el bienestar integral.

Ejercicios de respiración guiada en momentos de dolor

La respiración guiada es una herramienta poderosa que puede ayudar a manejar el dolor en diferentes contextos, ya sea físico o emocional. En momentos de dolor, la respuesta natural del cuerpo es tensarse y entrar en un estado de alerta. Sin embargo, al practicar ejercicios de respiración guiada, podemos activar el sistema nervioso parasimpático, que promueve la relajación y disminuye la sensación de malestar. Esta técnica no solo se centra en la inhalación y exhalación, sino que también incorpora visualizaciones y afirmaciones que pueden ayudar a transformar la experiencia del dolor.

Un ejercicio básico de respiración guiada consiste en encontrar un lugar cómodo y tranquilo. Cierra los ojos y comienza a inhalar profundamente por la nariz, contando hasta cuatro. Luego, retén la respiración durante un par de segundos y exhala lentamente por la boca, contando nuevamente hasta cuatro. Este patrón se puede repetir varias veces, permitiendo que cada exhalación lleve consigo una parte del dolor o la tensión que se siente. Al enfocar la atención en la respiración, se desvía la mente del dolor y se crea un espacio para la sanación.

La visualización también es un componente esencial en los ejercicios de respiración guiada. Una técnica efectiva es imaginar que cada inhalación trae consigo energía positiva, mientras que cada exhalación libera el dolor. Visualiza el aire como una luz cálida que llena tu cuerpo y, al exhalar, imagina que el dolor se convierte en humo que se disipa en el aire. Esta práctica no solo ayuda a aliviar el dolor físico, sino que también puede ser beneficiosa para el dolor emocional, promoviendo un sentido de paz y aceptación.

Es importante recordar que la práctica de la respiración guiada requiere tiempo y dedicación. A medida que te familiarizas con estos ejercicios, puedes adaptarlos a tus necesidades específicas. Puedes aumentar la duración de las inhalaciones y exhalaciones, o incorporar mantras que resuenen contigo. Estos ajustes pueden hacer que la experiencia sea más poderosa y personalizada, lo que a su vez puede mejorar su efectividad en la gestión del dolor.

Finalmente, la respiración guiada no solo se limita a momentos de crisis. Incluirla en tu rutina diaria puede fomentar una mayor resiliencia ante el dolor y el estrés. Al practicar regularmente, entrenas a tu cuerpo y mente para responder de manera más efectiva a situaciones difíciles. La conexión entre la respiración consciente y el bienestar integral es profunda, y al cultivar esta práctica, podrás enfrentar el dolor con mayor calma y control.

Chapter 9:

Técnicas para la Ansiedad y la Depresión

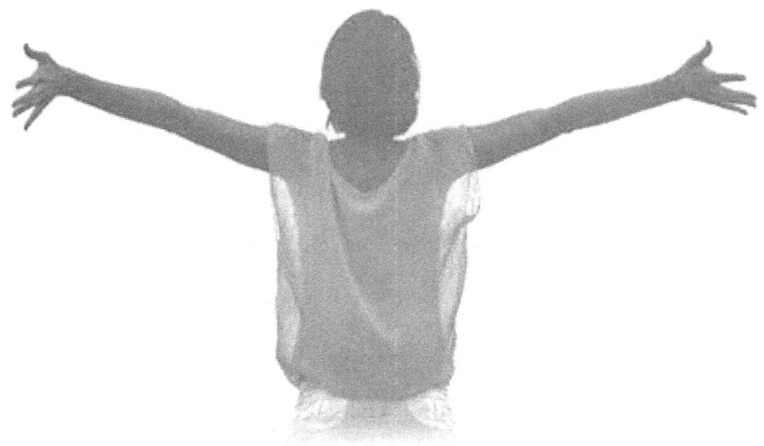

La respiración como herramienta terapéutica

La respiración es una función vital que a menudo se da por sentado, pero su poder como herramienta terapéutica es incuestionable. A través de diversas técnicas de respiración, es posible mejorar la salud física y mental, así como promover un estado de bienestar integral. La respiración consciente permite a las personas sintonizar con su cuerpo y sus emociones, facilitando una mayor conexión con el momento presente. Este enfoque no solo reduce el estrés, sino que también ayuda a regular las respuestas emocionales y a mejorar la calidad de vida.

Las técnicas de respiración para la reducción del estrés son especialmente efectivas en un mundo donde la ansiedad y la presión son comunes. La respiración profunda y controlada, como la respiración diafragmática, permite activar el sistema nervioso parasimpático, lo que induce un estado de calma y relajación. Al aprender a respirar de manera consciente, se pueden disminuir los niveles de cortisol, la hormona del estrés, y promover una sensación de paz interior. Esto es fundamental para aquellos que enfrentan situaciones de alta presión diaria, ya que les brinda una herramienta accesible para gestionar sus emociones.

La respiración consciente también juega un papel crucial en la meditación. A través de ejercicios de respiración guiada, se puede alcanzar un estado de concentración y claridad mental que favorece la práctica meditativa. Este tipo de respiración ayuda a enfocar la mente, alejándola de pensamientos intrusivos y permitiendo una mayor profundidad en la meditación. Al incorporar técnicas de respiración como el pranayama, que proviene de la tradición yogui, se puede mejorar la energía vital y fomentar una sensación de bienestar integral.

Además, la respiración tiene un impacto significativo en la calidad del sueño. Los ejercicios de respiración, como la técnica 4-7-8, pueden ayudar a calmar la mente antes de dormir, promoviendo un descanso reparador. Al regular la respiración, se disminuye la activación del sistema nervioso simpático, lo que a su vez permite que el cuerpo se relaje y se prepare para el sueño. Esta práctica es particularmente útil para quienes padecen insomnio o dificultades para conciliar el sueño, ya que ofrece un enfoque natural y accesible para mejorar la calidad del descanso.

Por último, la respiración es una herramienta poderosa en la gestión del dolor y el tratamiento de trastornos emocionales como la ansiedad y la depresión. Técnicas específicas de respiración pueden ayudar a reducir la percepción del dolor al activar mecanismos de relajación en el cuerpo. Asimismo, al practicar la respiración consciente, las personas pueden aprender a observar sus emociones sin dejarse llevar por ellas, facilitando una mayor resiliencia emocional. En conjunto, estas prácticas de respiración no solo promueven la salud pulmonar, sino que también empoderan a los individuos para tomar el control de su bienestar emocional y físico.

Ejercicios específicos para la ansiedad

La ansiedad es una respuesta natural del cuerpo ante situaciones estresantes, pero cuando se vuelve crónica, puede afectar significativamente la calidad de vida. La práctica de ejercicios específicos de respiración puede ser una herramienta poderosa para gestionar la ansiedad. Estos ejercicios ayudan a regular la respuesta del sistema nervioso, lo que puede resultar en una reducción de los síntomas ansiosos. Al aprender a controlar la respiración, se puede influir en el estado emocional y promover una sensación de calma y bienestar.

Uno de los ejercicios más efectivos es la respiración diafragmática. Este tipo de respiración implica inhalar profundamente por la nariz, permitiendo que el abdomen se expanda en lugar del pecho. A continuación, se exhala lentamente por la boca. Este método no solo mejora la oxigenación del cuerpo, sino que también activa el sistema nervioso parasimpático, que es responsable de la relajación. Practicar esta técnica durante unos minutos al día puede ayudar a disminuir los niveles de ansiedad y promover un estado mental más equilibrado.

Otra técnica útil es la respiración 4-7-8, que consiste en inhalar durante cuatro segundos, sostener la respiración durante siete segundos y exhalar durante ocho segundos. Este patrón de respiración puede ser particularmente útil en momentos de crisis o cuando se siente que la ansiedad está aumentando. Al enfocarse en la cuenta y el ritmo de la respiración, se distrae la mente de los pensamientos ansiosos, lo que puede facilitar una sensación de control y paz interna.

Además, la respiración guiada es una opción excelente para aquellos que prefieren una estructura más dirigida. Existen numerosas aplicaciones y recursos en línea que ofrecen meditaciones guiadas centradas en la respiración. Estas meditaciones suelen incluir instrucciones sobre cómo respirar de manera consciente y pueden ayudar a los practicantes a profundizar su experiencia de relajación. Al seguir la voz de un guía, se puede reducir la sensación de agobio y fomentar un estado de tranquilidad.

Finalmente, combinar la respiración con la práctica de Pranayama puede enriquecer aún más la experiencia de manejo de la ansiedad. Pranayama es una antigua técnica de respiración del yoga que no solo se centra en la respiración, sino también en la energía vital del cuerpo. La práctica regular de Pranayama puede ayudar a equilibrar las emociones y mejorar la salud mental general. Incorporar estas técnicas de respiración específicas en la rutina diaria puede ser un paso significativo hacia el manejo efectivo de la ansiedad y el logro de un bienestar integral.

Técnicas de respiración para combatir la depresión

La depresión es un trastorno que afecta a millones de personas en todo el mundo, y sus síntomas pueden ser abrumadores. Sin embargo, las técnicas de respiración ofrecen un enfoque accesible y efectivo para ayudar a combatir esta condición. La respiración consciente y controlada no solo promueve la relajación, sino que también puede influir de manera positiva en el estado de ánimo y la salud mental. Al aprender a utilizar la respiración como herramienta, se puede facilitar un camino hacia el bienestar emocional.

Una de las técnicas más efectivas es la respiración diafragmática, que se centra en el uso del diafragma para maximizar la inhalación de aire. Esta técnica no solo mejora la oxigenación del cuerpo, sino que también ayuda a reducir la ansiedad y el estrés, que a menudo acompañan a la depresión. Al practicar la respiración diafragmática, se puede estimular el sistema nervioso parasimpático, promoviendo una respuesta de relajación que puede ser de gran ayuda en momentos de crisis emocional.

Además, la respiración guiada se ha convertido en una herramienta esencial en la gestión de la depresión. Esta práctica implica seguir las instrucciones de un guía, ya sea en persona o a través de grabaciones, lo que permite a los participantes concentrarse en su respiración y liberar tensiones acumuladas. La respiración guiada puede ser especialmente útil para aquellos que encuentran difícil meditar o que tienen una mente inquieta, ya que proporciona un enfoque estructurado que puede facilitar la conexión con el presente y disminuir los pensamientos negativos.

El pranayama, una práctica de respiración derivada del yoga, también puede ser un recurso valioso. A través de diversas técnicas de pranayama, como la respiración alternada por las fosas nasales, se puede equilibrar la energía en el cuerpo y calmar la mente. Estas prácticas ayudan a cultivar una mayor conciencia de uno mismo y fomentan la resiliencia emocional, lo que es fundamental para aquellos que luchan contra la depresión. La integración del pranayama en la rutina diaria puede ser transformadora, brindando herramientas para enfrentar los desafíos emocionales.

Finalmente, es importante recordar que las técnicas de respiración no son una solución mágica, pero pueden ser un complemento poderoso a otras formas de tratamiento. Incorporar ejercicios de respiración en la vida cotidiana, especialmente durante momentos de estrés o tristeza, puede ser un paso significativo hacia la mejora del bienestar mental. Al practicar regularmente, se puede desarrollar una mayor capacidad para manejar las emociones, lo que contribuye a una vida más equilibrada y plena.

Chapter 10:

Conclusiones y Práctica Continua

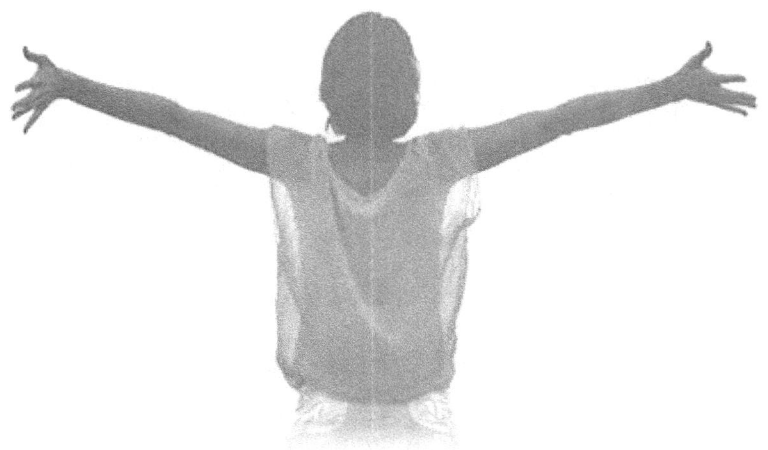

Resumen de las técnicas aprendidas

En este subcapítulo, se presenta un resumen de las diversas técnicas de respiración que se han explorado a lo largo del libro, enfatizando su importancia en la promoción del bienestar integral. Estas técnicas no solo son herramientas poderosas para la mejora de la salud física, sino que también juegan un papel crucial en la regulación emocional y la reducción del estrés. Al aprender a respirar de manera consciente, cada individuo puede acceder a un recurso interno que potencia su calidad de vida y su bienestar general.

Una de las técnicas más fundamentales es la respiración diafragmática, que permite una mejor oxigenación del cuerpo y favorece la salud pulmonar. Esta técnica consiste en respirar profundamente utilizando el diafragma, lo que ayuda a reducir la tensión y a activar el sistema nervioso parasimpático. Al incorporar esta práctica en la rutina diaria, se puede experimentar una disminución significativa en los niveles de ansiedad y estrés, lo que resulta en una respuesta fisiológica más equilibrada ante situaciones desafiantes.

Además, se han abordado ejercicios específicos de respiración que mejoran la calidad del sueño. Estas técnicas, que incluyen la respiración lenta y rítmica, preparan al cuerpo para un descanso reparador al calmar la mente y relajar el sistema nervioso. Integrar estas prácticas antes de dormir puede ser un cambio sencillo pero impactante, favoreciendo un ciclo de sueño más saludable y reparador, lo que repercute positivamente en la salud física y mental.

La respiración consciente también ha sido un enfoque clave, especialmente en el contexto de la meditación. Al centrar la atención en la respiración, se facilita la conexión con el momento presente, lo que puede llevar a una mayor claridad mental y a la reducción de pensamientos intrusivos. Esta práctica se puede combinar con técnicas de pranayama, que no solo benefician el bienestar emocional, sino que también promueven la energía vital del cuerpo, mejorando así la salud integral.

Finalmente, se ha discutido la respiración guiada como una herramienta efectiva para la gestión del dolor y el control emocional. A través de sesiones de respiración guiada, los individuos pueden aprender a regular sus respuestas emocionales y a manejar situaciones de dolor físico de manera más efectiva. Estas técnicas son especialmente útiles para aquellos que enfrentan desafíos como la ansiedad y la depresión, proporcionando un enfoque holístico que integra la mente y el cuerpo en el camino hacia el bienestar.

La importancia de la práctica diaria

La práctica diaria de la respiración consciente es fundamental para alcanzar un bienestar integral. A través de técnicas de respiración adecuadas, como la respiración diafragmática y el pranayama, las personas pueden experimentar una serie de beneficios que impactan tanto en la salud física como mental. Practicar la respiración de manera regular no solo mejora la capacidad pulmonar, sino que también ayuda a regular emociones y a reducir niveles de estrés. Integrar estos ejercicios en la rutina diaria puede transformar la manera en que enfrentamos las tensiones cotidianas y promover una vida más equilibrada.

La reducción del estrés es uno de los principales beneficios de la práctica diaria de la respiración. Técnicas como la respiración profunda y la respiración guiada permiten a los individuos tomar un momento para desconectar de las exigencias diarias y reconectarse con su interior. Al dedicar unos minutos al día a estas prácticas, se activa el sistema nervioso parasimpático, lo que provoca una respuesta de relajación en el cuerpo. Esto es especialmente útil para quienes enfrentan situaciones de alta presión, como el trabajo o las responsabilidades familiares, ya que facilita un manejo más efectivo de la ansiedad y las emociones negativas.

Además, la práctica de la respiración consciente es un excelente recurso para mejorar la calidad del sueño. Muchas personas luchan con insomnio o alteraciones en su patrón de descanso, y la incorporación de ejercicios de respiración antes de dormir puede marcar una gran diferencia. Al calmar la mente y relajar el cuerpo, se crea un ambiente propicio para el sueño reparador. Actividades como la meditación guiada que incluye técnicas de respiración pueden ser particularmente efectivas para preparar a la mente y al cuerpo para el descanso nocturno.

El control emocional es otro aspecto que se beneficia enormemente de la práctica diaria de la respiración. Con técnicas como el pranayama, se pueden aprender a manejar mejor las emociones, desarrollando una mayor conciencia sobre cómo responden el cuerpo y la mente en diferentes situaciones. Esta habilidad no solo ayuda a enfrentar momentos de crisis emocional, sino que también fomenta un estado de bienestar general que permite disfrutar más plenamente de la vida. La respiración se convierte en una herramienta poderosa para cultivar una mente estable y un corazón sereno.

Por último, es importante destacar que la respiración es un puente entre el cuerpo y la mente. A través de una práctica diaria, se pueden fortalecer ambos, lo que resulta en una salud integral. La conexión que se establece entre la respiración y las funciones corporales es vital para mantener un estado óptimo de salud. A medida que se profundiza en el conocimiento de estas técnicas, se abre un mundo de posibilidades para mejorar no solo la salud física sino también la salud mental y emocional. La práctica diaria de la respiración es, sin duda, una inversión valiosa en el bienestar a largo plazo.

Recursos adicionales y comunidades de apoyo

En el viaje hacia el bienestar integral, es fundamental contar con recursos adicionales y comunidades de apoyo que enriquezcan nuestra práctica de la respiración. Existen numerosos libros, aplicaciones y sitios web dedicados a las técnicas de respiración que pueden servir como guías para quienes buscan profundizar en su conocimiento y aplicación. Estas herramientas no solo ofrecen información teórica, sino también ejercicios prácticos que facilitan la integración de la respiración consciente en la vida cotidiana. Algunas aplicaciones populares incluyen programas de meditación guiada que incorporan técnicas de respiración específicas para la reducción del estrés y la mejora del sueño.

Además de los recursos digitales, las comunidades locales y en línea juegan un papel crucial en el apoyo a quienes buscan mejorar su bienestar a través de la respiración. Grupos de meditación, talleres de yoga y clases de respiración son espacios donde las personas pueden compartir sus experiencias, aprender de los demás y recibir orientación de profesionales en el área. La interacción con otros que comparten intereses similares no solo fomenta la motivación, sino que también crea un sentido de pertenencia que puede ser esencial para el crecimiento personal y emocional.

Las redes sociales también han emergido como plataformas útiles para encontrar comunidades de apoyo. Grupos en Facebook, foros en Reddit y cuentas de Instagram dedicadas a la respiración y la meditación ofrecen un espacio para el intercambio de recursos, consejos y experiencias. Estos espacios digitales permiten a los individuos conectarse con expertos y practicantes de todo el mundo, facilitando el acceso a diversas perspectivas y técnicas que pueden no estar disponibles localmente. Es importante seleccionar comunidades que fomenten un ambiente positivo y enriquecedor.

Los cursos en línea representan otra valiosa fuente de aprendizaje y apoyo. Muchas instituciones y expertos en bienestar integral ofrecen programas estructurados que permiten a los participantes aprender sobre técnicas específicas de respiración, como el pranayama o la respiración diafragmática, desde la comodidad de su hogar. Estos cursos suelen incluir videos, guías prácticas y sesiones de preguntas y respuestas, lo que permite a los participantes profundizar en su práctica y resolver dudas en tiempo real.

Por último, es vital recordar que el compromiso con la práctica de la respiración y el bienestar integral es un viaje personal. La búsqueda de recursos adicionales y la participación en comunidades de apoyo deben ser vistas como herramientas que complementan nuestro desarrollo. Al rodearnos de personas y materiales que nos inspiren y motiven, podemos cultivar un espacio donde la respiración se convierta en un pilar fundamental de nuestra salud física y emocional, ayudándonos a enfrentar los desafíos de la vida con mayor resiliencia y claridad.

www.ingramcontent.com/pod-product-compliance
Lightning Source LLC
Chambersburg PA
CBHW071225260726
48653CB00042B/2469